Yahumara Valdes Rodriguez
Ignacio Cabrera
Carmen Hernández

Alfafetoproteína Alterada

AF571636

Yahumara Valdes Rodriguez
Ignacio Cabrera
Carmen Hernández

Alfafetoproteína Alterada

Factores maternos y fetales asociados a valores alterados de Alfafetoproteína

Editorial Académica Española

Impressum / Aviso legal
Bibliografische Information der Deutschen Nationalbibliothek: Die Deutsche Nationalbibliothek verzeichnet diese Publikation in der Deutschen Nationalbibliografie; detaillierte bibliografische Daten sind im Internet über http://dnb.d-nb.de abrufbar.

Información bibliográfica de la Deutsche Nationalbibliothek: La Deutsche Nationalbibliothek clasifica esta publicación en la Deutsche Nationalbibliografie; los datos bibliográficos detallados están disponibles en internet en http://dnb.d-nb.de.

Coverbild / Imagen de portada: www.ingimage.com

Verlag / Editorial:
Editorial Académica Española
ist ein Imprint der / es una marca de
AV Akademikerverlag GmbH & Co. KG
Heinrich-Böcking-Str. 6-8, 66121 Saarbrücken, Deutschland / Alemania
Email / Correo Electrónico: info@eae-publishing.com

Herstellung: siehe letzte Seite /
Publicado en: consulte la última página
ISBN: 978-3-659-06518-7

Título: Factores maternos y fetales asociados a valores alterados de Alfafetoproteína.

Autores:

Dra. Yahumara Valdés Rodríguez

Especialista de 1er grado en Medicina General Integral. Máster en Asesoramiento Genético. Profesor Instructor. Policlínico Docente "Ernesto Che Guevara". Consulta de Genética Comunitaria. Trinidad. Sancti Spíritus, Cuba. E-mail: yahumara.genetica@ssp.sld.cu

Dirección: Reparto, Armando Mestre. Edificio 9, Apartamento 6. Trinidad. Sancti-Spírius, Cuba. Código postal: 62 600

Teléfono: 99 3519

Dr. Ignacio Cabrera Serafín

Especialista de 1er grado en Gineco-obstetricia. Profesor Instructor.

Dra. Carmen Alicia Hernández de Zayas

Especialista de 1er grado en Medicina General Integral. Máster en Asesoramiento Genético. Profesor Instructor.

RESUMEN.

Se realizó un estudio retrospectivo de caso-control para determinar la relación entre características maternas fetales, resultados perinatales desfavorables y los valores elevados de la Alfafetoproteína en gestantes del municipio de Trinidad que abarcó el período 2009-2011. El grupo de estudio lo conformaron 116 gestantes con valores elevados de este examen y el de control 124 con valores normales. Con variables seleccionadas se confeccionó un instrumento de medición que se aplicó a las historias clínicas multidisciplinaria de cada caso seleccionado, lo que permitió obtener el dato primario que fue procesado computarizadamente obteniéndose resultados, que fueron agrupados en tablas de contingencia para su análisis y discusión , se concluye que el peso materno inferior a los 50 kilogramos al iniciar la gestación y el parto pretérmino se relacionan a valores elevados de la Alfafetoproteína; el Óbito Fetal fue el hallazgo más frecuente mediante la ecografía en estas gestantes , a pesar que no se encontró asociación entre valores elevados de esta proteína y el bajo peso al nacer, las gestantes con este resultado tienen un mayor riesgo para este tipo de recién nacido. Los resultados se expresaron en números y por cientos, utilizándose la prueba del X^2para la dependencia entre variables y el Odd Ratios para valorar el riesgo. Se recomienda que las gestantes con valores elevados de Alfafetoproteína en suero materno sean seguidas en consulta especializada.

Palabras Claves: Alfafetoproteína; Alfafetoproteína elevada, Alfafetoproteína baja, malformación congénita, Bajo Peso al nacer; Parto Pretérmino.

ÍNDICE

CAPÍTULO 1

CAPÍTULO 2

CAPÍTULO 3

Capítulo 1

INTRODUCCION.

La Alfafetoproteína es la proteína más abundante en el feto y es análoga a la albúmina en el adulto. Es sintetizada sucesivamente en el saco vitelino y el hígado fetal. Los genes que codifican para su síntesis se localizan en el brazo largo del cromosoma 4.[1] Su producción máxima se alcanza entre las 13–14 semanas de gestación (concentración en sangre fetal 2–3 g/L). Su peso molecular es similar al de la albúmina y se plantea que puede estar relacionada con la prevención del rechazo inmune del feto por la madre. La Alfafetoproteína (AFP) es normalmente secretada hacia el líquido amniótico, donde su concentración alcanza 1% de los valores en sangre fetal, además, atraviesa la barrera placentaria por lo que también puede medirse en sangre materna. Diversas condiciones patológicas como los defectos abiertos del tubo neural, onfalocele, gastrosquisis, bandas amnióticas, desprendimiento de placenta y hemorragias fetomaternas, así como la realización de procedimientos invasivos, entre ellos la amniocentesis, la cordocentesis y la biopsia de vellosidades coriales, aumentan la concentración de AFP sérica materna.[2] En algunas raras condiciones, a la elevación de la AFP puede contribuir también su producción por fuentes maternas; como es el carcinoma hepatocelular en una mujer embarazada[3]. Además, los valores elevados de AFP en sangre materna pueden tener una alta relación con riesgo de muerte fetal.[4] Valores bajos de la concentración materna de AFP se asocian a la presencia de alteraciones cromosómicas fetales; pero también han sido reportados por Chodirker y cols.[5] en cinco casos de síndrome de Williams. Estos estudios indican que ante la presencia de valores anormales de AFP, se debe realizar una valoración completa de la madre y del feto.

La Organización Mundial de la Salud (OMS) ha referido que entre el 4 y el 6 % de los recién nacidos presentan alguna enfermedad de causa total o parcialmente genética. Algunos autores coinciden en plantear que las enfermedades congénitas - hereditarias se encuentran entre las tres primeras causas de muerte, así como también, existen consecuencias socioeconómicas complejas para aquellos que sobreviven el primer año de vida.[6]

La prevención ha demostrado ser un procedimiento eficaz en los países que tienden a desarrollar sus planes de Salud, no siendo posible una política eficiente de atención primaria y la recuperación de los indicadores de Mortalidad Infantil si no se tienen en cuenta los pesquisajes masivos desde la etapa prenatal.[6]

En Cuba se realiza desde 1982 el pesquisaje de la Alfafetoproteína en Suero Materno (AFPSM) en las gestantes de 15 a 19 semanas de embarazo usando la tecnología SUMA(Sistema Ultra Micro Analítico), desarrollada y producida por el Centro de Inmunoensayo de Cuba. Las cifras elevadas de este predictor permiten detectar los Defectos del Tubo Neural y otras malformaciones congénitas no vinculadas directamente al Sistema Nervioso Central. (Otras malformaciones) [7]

El UMELISA AFP es un ensayo diseñado para el pesquisaje de malformaciones congénitas asociadas al sistema nervioso central, en muestras de suero humano de embarazadas comprendidas entre las 15 y 19 semanas de gestación y en líquido amniótico para embarazadas con edades gestacionales entre 16 y 22 semanas. Debe ser utilizado con el Sistema Ultramicroanalítico (**SUMA**), adecuado para efectuar la prueba en óptimas condiciones y garantizando el empleo del equipamiento necesario.

Fundamento del ensayo (UMELISA)

El UMELISA AFP es un ensayo inmunoenzimático heterogéneo tipo sandwich, en el cual se utiliza como fase sólida tiras de ultramicroELISA revestidas previamente con anticuerpos Anti AFP, lo cual garantiza la especificidad del ensayo.

Las muestras se incuban en los pocillos de la tira, fijándose la AFP presente en las mismas a los anticuerpos que revisten la tira. La realización de un lavado posterior elimina los componentes no fijados, permaneciendo en el pocillo el complejo anticuerpo/AFP. Se añade entonces un conjugado Anti AFP/Fosfatasa Alcalina (F.A.), el cual se une a la AFP fijada en la reacción anterior. Un nuevo lavado de las tiras elimina el conjugado en exceso. Al añadir un sustrato fluorigénico (4-Metilumbeliferil fosfato) en los pocillos de la tira, éste resultará hidrolizado por la enzima del conjugado y la intensidad de la fluorescencia emitida será proporcional a la concentración de AFP presente en la muestra.

El programa para el diagnóstico y prevención de malformaciones congénitas y enfermedades hereditarias en Cuba, se trazó varias tareas para ejecutar el cumplimiento de sus objetivos y dentro de éstas el desarrollo de un Servicio Nacional de Diagnóstico Prenatal Masivo de Malformaciones Abiertas del Sistema Nervioso Central y otros, detectables por la cuantificación de Alfafetoproteína (AFP) en el suero materno, entre 16 y 19 semanas de edad Gestacional [6].

En su descubrimiento en el año 1953, por Bergstrand y Czar, fue conocida como una proteína fetal específica, quienes hallaron una nueva fracción electroforética de las proteínas plasmáticas fetales entre la albúmina y las alfaglobulinas. Esta nueva fracción existiría en el suero del feto de pocas semanas, pero no en el suero materno, denominándola nueva fracción proteica o componente X, no habiendo podido ser localizada con anterioridad por su proximidad a la banda de las albúminas, confirmado por varios autores años más tarde.[8]

Ya en 1964 Tatarinov y Avelev publicaron un trabajo acerca de los componentes alfa y beta del antígeno embrioespecífico del plasma fetal, recibiendo años más tarde varias denominaciones y dentro de estas la de Gitlin en 1966 de " alfafetoproteína" la cual fue adoptada por la Agencia Internacional para la investigación del Cáncer, abreviándose como AFP.

En 1970 Alpert y Zuckerman comprueban que la AFP aislada del suero de pacientes afectos de hepatoma y la AFP del suero fetal humano poseen características electroforéticas e inmunnológicas iguales, comprobado posteriormente por Nishi. [8]

Dos años más tarde Brock y Sutclife, encontraron relación entre el aumento de la AFP en líquido amniótico y suero materno y la presencia de un feto con defecto del cierre del tubo neural. Luego de esto se conoce la importancia de esta proteína como marcador bioquímico para el diagnóstico de este tipo de malformación congénita en el segundo trimestre de vida intrauterina.[8]

A lo largo de la década de los 70 se produjeron una serie de avances técnicos muy importantes en los métodos de detección y cuantificación de la AFP, especialmente la introducción del radioinmunoanálisis, que va a permitir la estimación de concentraciones de AFP de unos pocos nanográmos por mililitro.[8]

La Alfafetoproteína (AFP) es un importante antígeno oncofetal descubierta por *Bestrard y Czar* en 1956, que en el suero del individuo normal se encuentra en concentraciones mínimas y aumenta fisiológicamente durante el embarazo. Su determinación en suero humano resulta de gran interés.

En el suero de individuos completamente normales son detectables incluso hasta 10 o más ng/ml. Se comprobaron niveles de AFP en gestantes con los métodos clásicos de detección, a los cuales se les dio un valor patológico si las concentraciones eran muy elevadas, empezaron a ser considerados también sus extremos inferiores, observándose también en circunstancias ciertamente patológicas descensos de la AFP para una concreta edad gestacional.[9]

De aquí que se considere un importante parámetro dentro de las pruebas encaminadas a la monitorización de la gestación con vistas a la detección de alteraciones del bienestar fetal y de malformaciones congénitas. [9,10]

Características de la AFP

-Esta proteína contiene alrededor de un 4.3 % de hidratos de carbono, 3 % de azúcares no nitrogenados, 14.7 % de nitrógeno, azufre 1.7 %.

-Contenido en aminoácidos: Contiene 18 aminoácidos, algunos autores coinciden en que la valina es su aminoácido terminal.

-Contenido en ácidos grasos: Son los determinantes de la movilidad electroforética de la AFP dado que eliminando los ácidos grasos de la llamada fracción lenta se convierte en fracción rápida.

Se ha estimado una vida media de 2 a 4.5 días y un PH entre 4.75 y 5.08.

La AFP es una glucoproteína específica del plasma fetal. Electroforéticamente emigra como una alfa-1-globulina en las proximidades de la banda de la albúmina con la que en ocasiones se enmascara y dentro de sus funciones podemos citar algunas[11, 12]

-Rol osmótico en el mantenimiento del volumen intravascular de la circulación fetal.

- Inmunorregulación: La AFP tiene una importante función inmunorreguladora en la protección del feto del ataque inmunológico por parte de los anticuerpos de la madre.

- Transporte de ácidos grasos por el plasma fetal.

- Factor de crecimiento: Favorece la multiplicación celular a modo de hormona de crecimiento, teoría que ha sido muy cuestiona da

Como se puede apreciar anteriormente, esta proteína fetal interviene en múltiples funciones de gran importancia para el organismo. Ahora abordaremos algunos detalles de cómo se sintetiza la misma y como se regula esta síntesis, lo cual ayudará a comprender por qué la presencia de algunas alteraciones tanto fetales como maternas pueden variar los valores de la misma[11].

Síntesis y regulación de AFP

La AFP ha sido detectada en 18 especies de mamíferos y en el hombre es sintetizada fundamentalmente por el hígado y el saco vitelino y en pequeñas cantidades por el riñón, el tracto gastrointestinal y la placenta. Existe controversia acerca de las células que producen AFP. Desde 1973 se acepta la producción hepática por parte de las células ovales, las cuales representan un estadío en la diferenciación del hepatocito[13].

La máxima actividad sintetizadora de AFP en el hígado fetal tiene lugar entre las semanas 17 y 20 de gestación.

Luego de la concepción en los días 32 y 35 se produce la AFP en el saco vitelino, superando al hígado en su producción. En la sexta semana alcanza su pico máximo, alrededor de las 8 semanas comienza a descender hasta desaparecer aproximadamente a las 11.5 semanas[14].

La producción de AFP en la placenta está en controversia con muchos autores, ya que algunos encuentran pequeñas cantidades en cultivos placentarios y en casos de molas y huevos anembrionarios[15], pero otros autores no encuentran hallazgo alguno en estos casos.

En cuanto a la regulación de la síntesis se plantea que es controlada por un gen recesivo (RAFP) (Gen regulador de la síntesis de AFP), el cual está bajo la influencia de un gen represor tras el nacimiento. En el individuo adulto se da por activación de este gen regulador sobre todo en procesos tumorales, defectos metabólicos y otras afecciones[11].

Ocasionalmente aunque de forma muy rara, la AFP puede hallarse elevada en suero de sujetos adultos normales sin ningún tipo de patología que lo justifique, en estos casos se supone que el origen radicaría en una falta de represión genética. Existen circunstancias fisiológicas que cursan con elevación de la AFP dentro de unos límites y dentro de estas tenemos el embarazo[16].

Los niveles de AFP sufren variaciones tanto a nivel del plasma fetal como a nivel del suero materno y del hígado; se observan también estas variaciones en cuanto a sus concentraciones en cada uno de ellos a medida que avanza el embarazo[16].

¿Cuáles son estas variaciones?

En el plasma fetal aumentan sus concentraciones a medida que avanza el embarazo y alcanzan un pico alrededor de las 14 semanas (2000-3000 ug/ml), luego va descendiendo hasta 13-86 ug/ml al nacimiento[16]. Sin embargo en el hígado no ocurre lo mismo ya que su producción de AFP aumenta hasta la semana 20 y se mantiene en meseta hasta la semana 32 para luego disminuir hasta el final del embarazo[16, 18,19].

En suero materno sus concentraciones aumentan con la edad gestacional hasta alcanzar un pico entre las semanas 28 y 33, descendiendo hacia el final del embarazo, aclarándose totalmente del suero materno hasta niveles inapreciables a los 20 días postparto. La diferencia existente entre las concentraciones de AFP en suero materno y en plasma fetal se debe a que la transferencia se da sobre todo por aumento de la permeabilidad placentaria y por el aumento del líquido amniótico (0,23 por 100 de sus proteínas del líquido) [16, 18,19].

La siguiente figura representa esquemáticamente las variaciones de AFP en suero materno a medida que avanza la gestación.

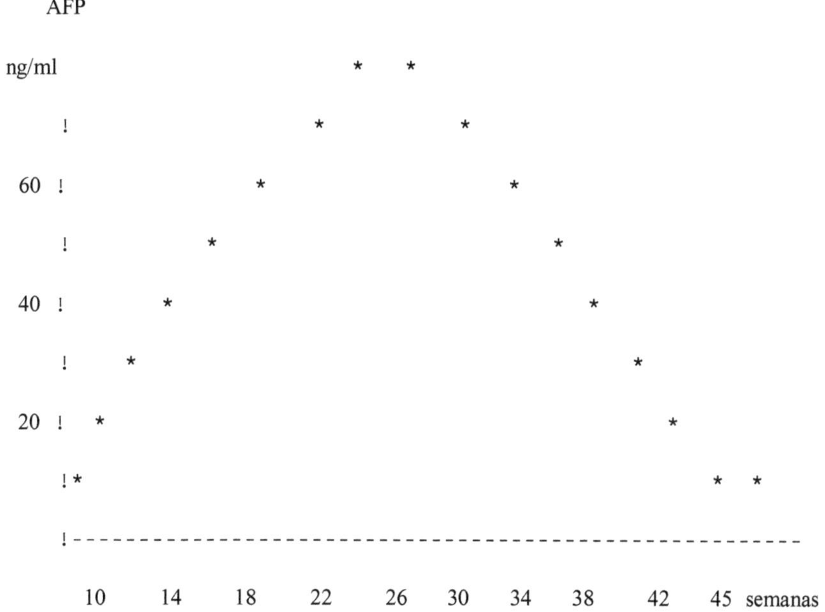

fig 1- Concentraciones normales de AFP en suero materno en el embarazo

Existe un importante gradiente entre el suero fetal, el líquido amniótico y el suero materno, por lo que pequeñas cantidades de suero fetal que contaminen el líquido amniótico provocan importantes elevaciones de la AFP en el suero materno. La AFP se halla en líquido amniótico en embarazadas normales y difunde a través de las membranas fetales y la placenta hacia la circulación materna[16,18,19]

En el recién nacido la concentración de AFP es de 13-86 ug/ml y desciende hasta 2 ng/ml a los 2 años.

Forma en que se realiza el examen para medir la cantidad de Alfafetoproteína (AFP) en la sangre.[20]

La sangre se extrae típicamente de una vena, por lo general de la parte interior del codo o del dorso de la mano. El sitio se limpia con un desinfectante (antiséptico). El médico envuelve una banda elástica alrededor de la parte superior del brazo con el fin de aplicar presión en el área y hacer que la vena se llene de sangre.

Luego, el médico introduce suavemente una aguja en la vena y recoge la sangre en un frasco hermético o en un tubo pegado a la aguja. La banda elástica se retira del brazo.

Una vez que se ha recogido la muestra de sangre, se retira la aguja y se cubre el sitio de punción para detener cualquier sangrado.

En bebés o en niños pequeños, se puede utilizar un instrumento puntiagudo llamado lanceta para punzar la piel y hacerla sangrar. La sangre se recoge en un tubo pequeño de vidrio llamado pipeta, en un portaobjetos o en una tira reactiva. Finalmente, se puede colocar un vendaje sobre el área si hay algún sangrado.

Preparación para el examen

No se necesita preparación especial.

Lo que se siente durante el examen

Cuando se inserta la aguja para extraer la sangre, algunas personas sienten un dolor moderado, mientras que otras sólo sienten un pinchazo o sensación de picadura. Posteriormente, puede haber algo de sensación pulsátil.

Riesgos

Las venas y las arterias varían de tamaño de un paciente otro y de un lado del cuerpo a otro, razón por la cual obtener una muestra de sangre de algunas personas puede resultar más difícil que de otras.

Otros riesgos asociados con la extracción de sangre son leves, pero pueden ser:

- Sangrado excesivo
- Desmayo o sensación de mareo
- Hematoma (acumulación de sangre debajo de la piel)
- Infección (un riesgo leve cada vez que se presenta ruptura de la piel)

Razones por las que se realiza el examen

El médico puede ordenar este examen para:

- Detectar problemas en el feto durante el embarazo
- Diagnosticar ciertos trastornos hepáticos
- Examinar y vigilar algunos cánceres

Durante el embarazo, este examen de AFP se puede hacer junto con el análisis del líquido amniótico (amniocentesis). [20]

¿Qué importancia tiene la determinación de estos valores tanto en suero materno como en líquido amniótico?

En líquido amniótico, la AFP representa el 0.5 por 100 de sus proteínas. El 60 por 100 de las proteínas del líquido amniótico son aclaradas por deglución fetal, por lo que, cualquier alteración que afecte la deglución fetal, producirá un aumento de la AFP tanto en suero como en líquido amniótico[16].

En la práctica común cuando se obtiene una muestra de líquido amniótico por amniocentesis, no es solo para ejecutar un estudio citogenético sino se utiliza también para determinar los niveles de AFP y de acetilcolinesterasa en el mismo, con el objetivo de detectar malformaciones fetales abiertas como defectos del tubo neural y de pared abdominal[16].

El momento para determinar los valores de AFP en líquido amniótico y en suero materno es entre las 16 y 19 semanas de gestación. Para la determinación de la misma, la edad gestacional debe ser bien estimada para no conducir a errores en el resultado y en la valoración[16, 19 ,21].

En la actualidad se utiliza la amniocentesis para determinar valores de AFP en líquido amniótico solo en casos de dificultades en la imagen ultrasonográfica por mal posición fetal u otro criterio del ecografista con el fin de corroborar el aumento de la misma lo que sería indicativo de insistencia ultrasonográfica en busca de malformación fetal. [21]

La distribución de los valores de AFP en suero materno en embarazos afectados y no afectados por defectos congénitos coincide considerablemente. Si los niveles caen dentro del rango de superposición o coincidencia, zona indiscriminada de 2,5 a 3,5 MoM, se debe repetir el examen y los resultados determinarán si el embarazo está verdaderamente en riesgo alto de que el feto presente defectos congénitos, ya que repetidas mediciones de los niveles de AFP tienden a regresar hacia los valores de la población a que se pertenece y normalizarse cuando no existe afectación, mientras que un valor verdaderamente elevado permanecerá elevado en sucesivas mediciones. Niveles mayores a 3.5 MoM hacen que no sea necesaria la repetición del examen ya que niveles tan altos caen fuera de la distribución normal de la AFP para embarazos no afectados e indican claramente un alto riesgo de afectación fetal [18, 22,23]

El rango normal de los valores de la Alfafetoproteína en suero materno (AFP-SM) se determina utilizando la mediana de los valores de la población a investigar; esta proteína no puede ser evaluada independientemente de la edad gestacional.[16]

En Cuba el valor estimado en suero materno es: inferior 0.2 MoM y superior 2.0 MoM, en otros países se considera como límite superior 2.5, pero entre 15 y 19 semanas se ha observado que hay membranas que cubren los defectos abiertos en esta etapa, por tanto en Cuba se prefiere usar 2.0 MoM [24,25].

En cada centro donde se investigan las distintas posibilidades diagnósticas de AFP, se trabaja en estrecha colaboración con el laboratorio encargado de las determinaciones con el fin de obtener una curva estándar de valores normales de AFP.[26]

Las pruebas de seguimiento pueden incluir:

- Repetición de la prueba de Alfafetoproteína en suero materno si la edad del feto ha sido reevaluada por medio de una ecografía.
- Una ecografía para determinar con precisión la edad del feto o detectar fetos múltiples.
- Una ecografía de alta resolución para obtener una vista definida del cráneo del feto, columna u otros órganos, para detectar o eliminar defectos del tubo neural.
- Asesoría genética.
- Amniocentesis, la cual verifica el nivel de AFP en el líquido amniótico y también analiza las células fetales (específicamente cromosomas fetales) para detectar o descartar ciertos defectos congénitos, como el síndrome de Down.

Es importante recordar que una prueba de Alfafetoproteína en suero materno es sólo una prueba de detección, que no detecta ni diagnostica defectos congénitos. La mayoría de las mujeres que se practican esta prueba reciben resultados normales o negativos.

Preguntas frecuentes: [20]

P: ¿Cuáles son algunos de los beneficios y riesgos de hacerse esta prueba?

R: Un beneficio potencial es que los resultados del examen pueden llevar a la detección temprana de una anomalía en el desarrollo del feto. La identificación temprana de cualquier problema le otorga a usted y a su cuerpo médico un tiempo crucial para explorar opciones de tratamiento, garantizando así la mayor seguridad durante su embarazo y parto. Con resultados normales de la prueba, usted se puede beneficiar garantizando que su bebé no parece tener un alto riesgo para ciertas anomalías. Por otro lado, si la prueba revela un resultado positivo para AFP, usted corre el riesgo de experimentar ansiedad, al igual que más pruebas invasivas para determinar la causa, aunque la mayoría de las veces los resultados positivos no indiquen un defecto congénito.

Las anomalías congénitas constituyen un tema de importancia en obstetricia, tanto por su pronóstico vital, ya que en conjunto con la restricción del crecimiento intrauterino dan cuenta del 50 a 60 % de la mortalidad fetal; como por el desarrollo que ha tenido su diagnóstico prenatal.[26]

A continuación se describen las malformaciones congénitas más importantes divididas por sistemas; la mayoría son diagnosticables a través del ultrasonido; sin embargo, hay un grupo de ellas que no son posibles de diagnosticar, otras que se desarrollan tardíamente en el embarazo (después de las 24 semanas); y, finalmente, existen casos en que el examen ultrasonográfico puede sugerir una anormalidad inexistente.[26]

Definición de malformación congenita[26]

Se entiende como malformación congénita cualquier trastorno del desarrollo morfológico, estructural o funcional de un órgano o sistema presente al nacer. Puede ser familiar o esporádica, externa o interna, y única o múltiple. Las anomalías congénitas se clasifican como mayores o menores, entendiéndose como anomalía congénita mayor la que representa un riesgo vital, requiere de cirugía o implica secuelas estéticas severas, y menor si no presenta secuelas estéticas significativas, ni alteraciones en la calidad o esperanza de vida del paciente.

Algunas definiciones básicas se describen a continuación:

- Malformación: es una anomalía de la forma o estructura de un órgano o parte de éste, resultado de un desarrollo intrínsecamente anormal, ya sea desde la concepción o desde muy temprano en la embriogénesis (ej. labio leporino).
- Disrupción: es el defecto morfológico de un órgano o de una región del organismo cuyo desarrollo era originalmente normal, secundario a una interferencia externa (ej. síndrome de banda amniótica).
- Deformación: es una alteración de la forma, posición o estructura de una parte del organismo, secundaria a la acción de fuerzas mecánicas anormales que actúan sobre una parte desarrollada previamente en forma normal (ej. pie equino varo).
- Displasia: es la organización celular anormal, que modifica la morfología original o la estructura de un tejido u órgano (ej. displasia esquelética).
- Síndrome: es un patrón reconocido de múltiples anomalías que afectan a múltiples áreas del desarrollo, y presumiblemente tienen una etiopatogenia común.

Las anomalías congénitas tienen una incidencia de alrededor del 5% en forma global, siendo las anomalías congénitas mayores entre un 1,8 y 3%, presentándose en uno de cada 30 recién nacidos vivos y en 0,1 a 1 de cada 10 mortinatos[1, 2]. Las anomalías congénitas mayores representan por sí solas el 25% de la mortalidad perinatal.[26]

En orden de frecuencia, el primer lugar lo comparten, con un 21% del total, las malformaciones cardíacas y genitourinarias, siguiendo en frecuencia con un 16% las del sistema nervioso central y luego las musculo-esqueléticas, faciales y gastrointestinales con un 5 a 7% cada una.

Las anomalías congénitas tienen diferentes etiologías, las que pueden dividirse en 4 subgrupos [26]

Genéticas	12-15% (anomalías cromosómicas y mutaciones genéticas)
Factores ambientales	7-10%
Multifactoriales	20-25%
Desconocidas	50-60%

Los defectos congénitos están presentes al nacimiento e implican un serio riesgo para la salud, el desarrollo corporal y las capacidades funcionales del individuo.[27] Se ubican entre las primeras causas de hospitalizaciones pediátricas, gastos médicos y de la mortalidad infantil en muchos países, incluida Cuba, donde hemos asistido a una transición epidemiológica que se tradujo en la erradicación, eliminación o control de las enfermedades transmisibles y la emergencia de las enfermedades crónicas, los accidentes y los trastornos congénitos como principales causas de morbilidad y mortalidad.[28,29]

La mejoría progresiva de la salud infantil requiere de programas de promoción y prevención cuyas acciones se inician antes de la concepción de un embarazo. En el caso de las enfermedades genéticas y las malformaciones congénitas, a inicios de la década de 1980 se implementaron en Cuba los programas de pesquisa de estas condiciones, con un enfoque comunitario, la formación especializada de recursos humanos y la introducción progresiva de tecnologías diagnósticas de alcance poblacional. Se ha reconocido que el diagnóstico prenatal preciso, el asesoramiento genético correcto y la atención multidisciplinaria reducen la ansiedad familiar y aseguran que las personas con alto riesgo puedan ejercer el derecho a la reproducción de manera informada.[30] En la actualidad, junto a la gonadotropina coriónica humana y el 3-estadriol no conjugado conforma un método validado para el pesquisaje del Síndrome Down y otras aneuploidías [31, 32,33]

Existen diversas condiciones que provocan resultados anormales de las mediciones séricas de AFP, siendo los defectos del tubo neural los que más altos niveles provocan. También se mencionan otras condiciones como quiste pilonidal, obstrucción esofágico e intestinal, necrosis hepática, onfalocele, gastrosquisis, obstrucción urinaria, agenesia renal, riñones poliquísticos, muerte fetal, osteogénesis imperfecta, extrofia cloacal, anormalidades placentarias, cálculo erróneo de la edad gestacional, defectos congénitos de la piel, gestaciones múltiples y bajo peso fetal entre otras [14, 23 ,34,35].

¿Ante un valor elevado de la AFP en qué situaciones se debe pensar?

Múltiples causas fisiológicas y patológicas pueden generar Alfafetoproteína elevada. Entre las causas fisiológicas más frecuentes se encuentran: un error en la fecha de última menstruación, los embarazos múltiples y la amenaza de aborto, entre otras; y entre las causas patológicas más frecuentes dependientes de la madre encontramos: la amenaza de aborto, la anemia, la HTA, la diabetes, la izoinmunización por Rh y el cáncer durante la gestación.

Dentro de las causas patológicas de Alfafetoproteína elevada dependientes del feto se citan el óbito fetal precoz, el crecimiento intrauterino retardado, así como las malformaciones congénitas del tubo neural, renales y digestivas.[36, 37]

Existen situaciones que se presentan con valores elevados de AFP en su mayoría confirmables por examen ultrasonográfico como son:

1.-Defectos de cierre del tubo neural (DTN). El sistema nervioso central se desarrolla a partir de un área engrosada del ectodermo embrionario, placa neural, esta placa se desarrolla en la semana 4,5 de amenorrea. A continuación se forma la cresta y el tubo neural. El tubo neural da lugar al sistema nervioso central, esto es, al encéfalo y la médula espinal. El tubo neural está abierto temporalmente, tanto en el extremo craneal como el caudal. El neuroporo anterior o abertura craneal se cierra a los 38 días de amenorrea y el posterior a los 40 días .la luz del tubo neural se convierte en el sistema ventricular en el encéfalo y en el canal central en la medula espinal.[38]

Aproximadamente el 1 por 1000 de los recién nacidos vivos presentan algún tipo de anomalía craneoencefálica. Por otra parte las malformaciones cefálicas representan el 15% de todas las malformaciones. Es importante tener en cuenta que en 95 al 98 % de los casos no tienen antecedentes.[38]

Dentro de las alteraciones del sistema nervioso central están las alteraciones abiertas del tubo neural que son las que nos ocupan en este caso, con una incidencia estimada entre 2 y 6 por 1000 nacidos, dentro de estas se encuentran: [38]

- Anencefalia
- Encefalocele
- Mielomeningocele
- Espina bífida cerrada u oculta

Actualmente es práctica común en los países con mayor desarrollo de los servicios asistenciales de genética, el tamizaje de defectos del tubo neural (DTN) y otras malformaciones congénitas, gracias a las cuantificaciones de Alfafetoproteína (AFP) tanto del suero materno (de toda la población gestante en general), como del líquido amniótico de las embarazadas con alto riesgo de malformación fetal ya sea por antecedentes de defectos del tubo neural en un producto previo o en uno de los padres, o por añosidad materna, etc. Estas políticas han tenido un enorme impacto en la prevalencia al nacer de los DTN y de otros defectos estructurales fetales que de igual manera contribuyen con cantidades anormales de AFP al líquido amniótico y a la circulación materna. La relación existente entre los niveles altos de AFP y los defectos del tubo neural, se sospechó 30 años atrás, cuando Brock y colaboradores en 1972, informaron de anencefalia y espina bífida con niveles altos de AFP antes y después de la semana 24 de gestación. Este grupo de defectos congénitos se halla entre los más comunes, alcanzando niveles de incidencia altos en algunas poblaciones .La etiología de los DTN involucra factores ambientales y genéticos. En el caso de los factores ambientales, se ha identificado la utilización del ácido fólico como un factor protector contra los DTN, por el contrario el abuso del alcohol en el primer mes de embarazo se asocia con los DTN. Estudios epidemiológicos han demostrado variaciones geográficas, temporales, en el nivel socioeconómico, en la dieta materna y en la exposición a drogas en la incidencia de los DTN.[39]

Dada la disponibilidad de reactivos comerciales para determinar los niveles de AFP en suero materno, en los años 80 se iniciaron programas de tamizaje de los niveles de AFP en los Estados Unidos.[39]

2.-Defectos de pared abdominal (Onfalocele o Gastrosquisis).

Onfalocele: ocurre en 1/4 000 Recién Nacidos. La incidencia aumenta con la edad materna avanzada y se asocia a cromosomopatías. Se produce por un defecto en la línea media a nivel de los músculos del abdomen, fascia y piel, resultando una herniación de estructuras abdominales dentro de la base del cordón. La evisceración de las estructuras está limitada por una membrana compuesta por dos capas: peritoneo y amnios.[40]

Aunque esta membrana se puede romper es raro que esto se produzca intrautero. Esta membrana supone una barrera límite a la perdida de Alfafetoproteína dentro del líquido amniótico.[40]

Gastrosquisis: el defecto es de 2-4 cm y se localiza casi siempre a la derecha del cordón. Se piensa que el defecto se produce por una involución de la vena umbilical derecha, que ocurre entre el día 28-33 de la concepción .otra teoría es la disrupción de la arteria onfalomesentérica.se ha indicado una frecuencia similar a la del onfalocele y los niveles de Alfafetoproteína en liquido amniótico es mayor que en el onfalocele.[40]

3.-Embarazo múltiple Los embarazos gemelares son considerados embarazos de alto riesgo obstétrico ya que son los responsables de gran número de nacimientos pretérmino en relación con el embarazo único debido a la hiperdistención uterina, irritabilidad del útero y desprendimientos de placenta, bajo peso al nacer, así como de muertes fetales. La AFP es producida en casi su totalidad por el propio feto. En los embarazos gemelares, debido a la contribución individual que hace cada feto y la o las placentas a la circulación materna, la concentración de esta glicoproteína es mayor que la observada en los embarazos sencillos a la misma edad gestacional. Sin embargo, no todos los embarazos gemelares aumentan los niveles séricos de la AFP, ni tampoco son todos los que terminan de forma adversa.[41]

4.-Aborto en curso o amenaza de aborto

Se calcula que alrededor de un 75 % de todas las gestaciones fracasan, y lo hacen en un 15% en el momento de la división de los óvulos fecundados, en otro 15% antes de la implantación, en el 13-16% tras la implantación y antes de la primera falta menstrual y en 9-10 % después de la primera falta. Altas tasas de anomalías morfológicas en embriones antes de su implantación, resultaron ser cuando la edad materna era alta o la madre consumía tabaco o alcohol .[42]

Otra causa de aborto precoz es el fracaso de la fase lútea. Se cree que puede existir una incapacidad por parte del cuerpo lúteo para mantener el ovocito fecundado una vez implantado. Esto puede ser el resultado de una reducción de la fase lútea en casos de inducción de la ovulación y fecundación *in vitro* o de una disfunción lútea, que ocurre más frecuentemente en mujeres obesas o mayores de 37 años.[42]

En pacientes con embrión demostrable ecográficamente, la ausencia de actividad cardiaca es, sin dudas, el factor más importante a la hora de determinar cuál será el desenlace de la gestación .es también importante conocer el valor predictivo de la presencia de actividad cardiaca en el embrión, después de del séptima semana de amenorrea la tasa de abortos es de 2-2,3% y después de la decimosexta la tasa es de solo 1%.[42]

5.-Anomalías placentarias: persistencia de placenta previa, hemorragia placentaria, sonolescencia e infartos placentarios. [43]

La AFP está incrementada en situaciones donde ocurren problemas en la implantación de la placenta [43], hay reportes de placenta previa asociados con un incremento de los niveles de esta sustancia, por lo que se ha teorizado que el incremento de las AFP en suero materno, es debido a rompimiento de la barrera placentaria, lo que facilita el paso de sangre fetal con alto contenido de AFP al mismo. [44]

6.- Otras malformaciones congénitas tales como:

a) Hidrocefalia: es el aumento anormal de los ventrículos cerebrales comparados con la masa encefálica, no relacionado con disgenesia o atrofia primaria cerebral, sino debido a una alteración en la circulación del líquido cefalorraquídeo .[41]

b) Riñón poliquístico: proceso relativamente poco frecuente que se transmite con carácter autosómico recesivo y que se asocia a fibrosis hepática con afectación de los espacios porta, aumento del tejido conjuntivo y proliferación de los conductos biliares. Configura un proceso denominado Potter I o enfermedad poliquística de la infancia afecta los dos riñones que aparecen grandes y esponjosos con la superficie externa lisa, en su interior múltiples pequeños quistes de escasos milímetros, no se visualiza parénquima renal ni vejiga.[41]

c) Nefrosis congénita: caracterizado por proteinuria intensa(más de 3,5g por $1,75m^2$ de superficie corporal por día),concentración baja de albumina del plasma, edema y generalmente hipercolesterolemia. Se encuentra hipertensión en un 30% de los casos.[36]

d) Atresia duodenal: incidencia de 1 por 10 000 nacimientos .Se origina por un fallo en la canalización del intestino, distal a la ampolla de Vater, el que casi siempre ocurre alrededor de las 10 semanas de gestación .Como consecuencia, la bilis puede refluir al estómago. La obstrucción trae como resultado que la porción proximal del duodeno se distiende y crea con el estomago la imagen de doble burbuja.[41]

d) Higroma quístico: se consideran malformaciones del sistema linfático, con obstrucción de los mismos y falta de conexión con el sistema venoso a nivel del cuello. Habitualmente se visualizan en la ecografía como imágenes anecoicas, aunque en ocasiones pueden contener septos, y no deben confundirse con defectos de tubo neural. Se asocia en un 70% a casos de Síndrome de Turner, en otros casos al Síndrome de Noonan.[41]

e) Tetralogía de Fallot: se debe a un desplazamiento antero superior del septum infudibular, lo que origina una obstrucción del tractus de salida del ventrículo derecho del corazón y una comunicación interventricular de tipo cono ventricular.[41]

f) Síndrome de Meckel: de herencia autosómica recesiva , deficiencia variable del crecimiento prenatal, encefalocele posterior o dorsal con microcefalia y frente huidiza, microftalmia, paladar hendido, micrognatia,anomalías de las orejas, cuello corto , desarrollo incompleto de genitales internos y externos , los pacientes sobreviven pocos días .[45]

g) teratoma sacrococcígeo: Es un tumor raro que se origina de las células embrionarias multipotenciales situadas en el llamado nódulo de Hensen. Puede alcanzar un gran tamaño y condiciones posiciones fetales bizarras. Su incidencia es de 0,02-0,03 por 10000 nacidos vivos y 80 % de los fetos afectados pertenecen al sexo femenino.[36]

h) Sinus Pilonidal: El Sinus Pilonidal es una enfermedad muy común, especialmente en hombres, y a menudo complicado por procesos infecciosos locales. Se localiza generalmente en el área sacro-coccígea, pero es descrito también en otras localizaciones tales como ombligo, axila, planta del pie, pene, clítoris y en el canal anal. La controversia continúa acerca de si éstos quistes pilonidales son congénitos o adquiridos. Los casos asintomáticos se tratan generalmente de forma conservadora, mientras aquellos que son sintomáticos deben ser extirpados quirúrgicamente. [36]

i) Páncreas Anular: El páncreas anular es una malformación congénita de tipo extrínseco, rara, atribuible a fallo en la rotación del brote ventral del páncreas, durante su desarrollo embriológico, por lo que queda el duodeno circunvalado por un anillo intramural de tejido pancreático, que puede obstruirlo parcial o completamente.[36]

j) Defectos Congénitos de la Piel: La inspección de la piel, además de permitir establecer el diagnóstico de trastornos de la piel como órgano aislado e informar de la homeostasia corporal, puede detectar lesiones cutáneas que señalan la posibilidad de alteraciones del desarrollo del SNC y en muchas ocasiones ayuda a establecer el diagnóstico de entidades nosológicas específicas, principalmente síndromes genéticos.[36]

Los DTN constituyen el defecto congénito fundamental en que se debe pensar ante una AFP elevada. Cuando el defecto ocurre en la porción anterior del tubo neural aparece la anencefalia y cuando se localiza en la región media o caudal da lugar a la espina bífida. Estos defectos ocurren con una frecuencia aproximada de 1 en 700 y 1 en 1000 recién nacidos respectivamente. Por supuesto que el programa de AFP en suero materno ha permitido el diagnóstico prenatal de estas malformaciones y la terminación electiva del embarazo en aquellas parejas que lo han decidido. El diagnóstico de los DTN también permite un correcto asesoramiento genético a la pareja en relación con la conducta reproductiva posterior[46].

Es necesario tener en cuenta otras causas que pueden variar los niveles de AFP como son:

1.- Habito de fumar

2.- Sexo fetal

3.- Peso materno

El hábito de fumar puede influir en los niveles de AFP, en este caso provocando un aumento de la misma. También es necesario considerar el peso de la embarazada porque las mujeres de mayor peso tienen menores niveles de AFP. En cuanto al sexo fetal, en caso de fetos masculinos tiende a aumentar los niveles de esta proteína[47].

En las embarazadas diabéticas los valores tienden a ser menores que las no diabéticas y similar situación se ha reportado para las hipertensas por dificultades en la transferencia placentaria. Los desórdenes hipertensivos durante el embarazo implican condiciones patológicas placentarias que pueden interferir en la transferencia normal de AFP a la circulación materna[48].

Como marcador tumoral.

La AFP es un marcador asociado a los carcinomas hepatocelulares [49]y a tumores de células germinativas de ovarios y testículos[50]. También puede encontrarse elevada en otros tumores malignos tales como carcinomas gástricos[51] y pancreáticos, colangiocarcinomas y carcinomas esofágicos[52].

En el estudio de hepatopatías no neoplásicas.

Se han encontrado valores altos de AFP sérica en enfermedades hepáticas no neoplásicas, tales como hepatitis y cirrosis, aunque en concentraciones menores que las halladas usualmente en los hepatomas. La mayor parte de estos aumentos en la concentración de AFP se observan en pacientes cuya hepatopatía está relacionada con el virus de la Hepatitis B [53].

Existen algunas enfermedades maternas que pueden producir aumento de la AFP, dentro de las cuales podemos citar: [25]

1.- Hepatopatías maternas

2.- Tumor gastrointestinal

3.- Tumor de células germinales

4.- Infección herpética

5.- Persistencia hereditaria de AFP (muy raro)

Ante una embarazada con AFP elevada primero se debe hacer una correcta valoración clínica y ultrasonográfica de la gestante, si luego de esto no se detecta ninguna alteración que nos pudiera dar explicación a esa variación en los niveles de AFP, se concluye en estos casos como un valor elevado no explicado (falso positivo), y se siguen con una estrecha vigilancia ultrasonográfica[54].

Diversas han sido las investigaciones que demuestran la importancia de los niveles elevados de AFP-SM. En contraste, los niveles bajos de esta variable han sido poco estudiados y los reportes a escala mundial acerca de su valor como indicador de riesgo obstétrico son pocos.[55]

En un inicio se planteó la cifra de 0,5 MoM como valor límite, por debajo del cual se consideraban bajas las cifras de AFP-SM y se publicaron trabajos sobre su asociación significativa con las anomalías cromosómicas, particularmente las trisomías 13, 18 y 21. Posteriormente otros investigadores comenzaron a relacionarla con la edad y el peso materno, y aumentaba su valor de predicción en la detección de alteraciones cromosómicas fetales. A partir de los años 80 se han reportado trabajos relacionándola con el incremento relativo de la culminación adversa del embarazo; óbito fetal, abortos espontáneos, mola hidatiforme, embarazos no viables y coricarcinoma. A partir de la bibliografía consultada y como en Cuba está establecido la determinación de AFP-SM a todas las embarazadas, son considerados niveles bajos (entre 0 y 0.99 MoM).[55]

¿Ante un valor bajo de AFP en que situaciones se pensaría?

Condiciones que pueden causar valores bajos de AFP:

1.-Aborto diferido

2.-Pseudociesis

3.-Mola Hidatiforme

4.-Baja no explicada

5.-Cromosomopatías

Valores disminuidos de AFP se han relacionado con aberraciones cromosómicas, por ejemplo el síndrome de Down con el cual se ha encontrado la mayor asociación[56]. La prevalencia de alteraciones cromosómicas es de aproximadamente 1 en 500 embarazos y muchos de estos fetos llegarán vivos al final del embarazo.[57] Para estas alteraciones no hubo posibilidad de diagnóstico prenatal hasta la década de los años 70, cuando se introdujo en la práctica clínica la amniocentesis para la realización del cariotipo fetal. Este procedimiento, por ser en aquella época un procedimiento costoso y riesgoso, se reservaba para aquellos embarazos con mayor riesgo de cromosomopatía fetal, particularmente en las mujeres mayores de 35 años de edad. Sin embargo, el mayor número de niños con alteraciones cromosómicas nacía de mujeres de menor edad, las cuales estaban desprovistas de cualquier posibilidad de diagnóstico prenatal.

Con la observación de Merkatz[58] de la disminución de la alfa–feto proteína en sangre materna en los embarazos con fetos con síndrome de Down (SD) se inició la era del tamizaje bioquímico y con ella la posibilidad de individualizar el riesgo de alteraciones cromosómicas fetales aplicable a mujeres de todos los rangos de edad.

Desde entonces, han surgido siempre dudas sobre los beneficios que esta detección prenatal puede ofrecer; sin embargo, actualmente muchas mujeres y parejas solicitan esta información, tanto si desean o no actuar en base en los resultados, lo que hace que estas pruebas bioquímicas, y por ende no invasivas, sean cada día más justificadas y utilizadas.[59]

La Alfafetoproteína se ha combinado con otras pruebas bioquímicas las cuales han contribuido han una mayor precisión del riesgo fetal de tener alteraciones dentro de estas están:[59]

Prueba doble y triple en el segundo trimestre del embarazo

La determinación de gonadotropina coriónica (hCG)y AFP en sangre materna ha constituido la llamada prueba doble del segundo trimestre para la identificación de alteraciones cromosómicas fetales(ACF), la cual ha mostrado una tasa de detección (TD) de 58–65% con una tasa de procedimientos invasivos (TPI) de 5%. Wald y cols. Establecieron posteriormente que los niveles de Estriol no conjugado (E_3^{nc})en plasma materno, eran independientes de AFP y hCG, lo que permitía combinarlos para formar la prueba triple o triple test. Estos autores reportaron una TD de 60% manteniendo una TPI de 5% en mujeres menores de 35 años. Desde entonces, diversos estudios han confirmado la utilidad de la prueba triple en la identificación de fetos con SD. Goodburn y cols. Utilizaron un punto de corte de 1:200 y obtuvieron una TD de 75% con una TPI de 4%; los autores hacen notar que la exclusión del E_3^{nc} hubiera reducido la TD a 52% para la misma TPI. Kellner y cols. usaron un punto de corte de 1:270 y reportaron una TD de 75% con el triple marcador y de 60% con el doble marcador, sin modificar la TPI. Huderer–Duric y cols. describen una TD de 75% con un punto de corte de 1:100 y de 92% con un punto de corte de 1:300; y sugieren que la inclusión de E_3^{nc} incrementa la TD en 33% y reduce la tasa de procedimientos invasivos. Palomaky y cols. mencionan que E_3^{nc} es el marcador individual más fuerte en fetos con trisomía 18.

Sin embargo, desde que la prueba triple fue propuesta, la adición del E_3^{nc} en su eficacia total ha sido cuestionada. Macri y cols., no encontraron diferencia entre los valores de E_3^{nc} en fetos con Sidrome de Down y en fetos sanos a la misma edad gestacional y mencionan una correlación entre AFP y E_3^{nc}, por lo que según ellos, el uso adicional del E_3^{nc} no mejora la TD. Evans y cols., reportan una TD similar con la prueba doble y con la prueba triple utilizando puntos de corte de 1:200, 1:270 y 1:350 y sugieren que carece de beneficio la utilización del E_3^{nc} como un tercer marcador. David y cols., evaluaron 9,353 pacientes con la prueba doble y 9,311 con la prueba triple, usando un punto de corte de 1:250; y concluyen que la prueba doble representa un mejor método de tamizaje en el segundo trimestre por la reducción de los costos. Si bien no ha habido una clara diferencia entre los beneficios que aporta la adición de estriol no conjugado, actualmente la prueba triple es el estudio más utilizado para la identificación de ACF.

El análisis de E_3 urinario ha sido últimamente utilizado en conjunto con el fragmento β–core de la hCG para la detección ACF, informándose una TD entre 75% y 80% con una TPI de 5%.

Prueba triple en mujeres embarazadas mayores de 35 años

En este grupo de mujeres la prueba triple ofrece una TD de 90% con una TPI de 25%. El mayor beneficio al aplicarlo en este grupo es la reducción del costo por procedimientos invasivos y en el número de pérdidas fetales relacionadas con el procedimiento. Haddow y cols., sugieren que la prueba triple es una opción viable para mujeres de 35 años o más, que no quieren someterse de inicio a una amniocentesis diagnóstica.

Prueba cuádruple

En vista de los buenos resultados obtenidos con la medición de Inh–A con el método de ELISA, se ha sugerido incorporarla a la prueba triple como método rutinario de diagnóstico prenatal. Wald y cols., observaron un aumento en la TD de 59% a 70% con una TPI de 5% cuando se utilizó la prueba cuádruple. Haddow y cols.,[57] señalan que los niveles de Inh–A son 2.10 veces más altos en fetos con SD, y al mantener fija una TPI de 5% se obtiene una TD de 75%. Benn y cols., evaluaron la prueba cuádruple en 22,704 embarazos en el segundo trimestre, y reportaron una TD de 85.8% y una TPI de 8.2%. Los autores sugieren que la prueba cuádruple representa un progreso sobre la ya difundida prueba triple.

Uno de los argumentos más fuertes en contra de incluir a la Inh–A al triple marcador es que se duplica el costo. Sin embargo, hay autores que señalan que el beneficio de detectar más fetos con síndrome de Down (SD) y de reducir la TPI, se refleja en una disminución total de los costos a corto (menor número de procedimientos invasivos) y a largo plazo (menor número de niños nacidos con SD).

Por otra parte, Renier y cols., plantean que a pesar de que la Inh–A tiene niveles elevados en sangre de mujeres portadoras de fetos con SD, su utilidad como cuarto marcador es limitada por su alta correlación con la hCG intacta. Lam y cols., encuentran una correlación de $r = 0.73$, ($p < 0.001$) entre Inh–A y hCG en fetos con SD, y concluyen que agregar Inh–A a protocolos con hCG es de escaso valor. La utilidad de Inh–A en la detección de otras cromosomopatías parece ser limitada. A pesar de las opiniones en contra, diversos autores predicen que en el futuro cercano ésta será la prueba más utilizada para la detección de ACF.

Prueba integral

Wald y cols., han sugerido una prueba integral que incluye hCG–β, PPAE–A y medición de la translucencia nucal en el primer trimestre y hCG–β, AFP y E_3^{nc} en el segundo trimestre del embarazo. Utilizando un punto de corte de 1:120, el autor reporta una TD de ACF de 85% con una TPI de 0.9%; o alternativamente, una TD de 94% manteniendo fija una TPI de 5%. Además, al compararla con la prueba doble en el primer trimestre, la combinación de prueba doble y TN en el primer trimestre y la prueba cuádruple, refieren que esta prueba integral es el método más efectivo y seguro para el cálculo de riesgo en aquellas mujeres controladas desde el primer trimestre.

Maymon y cols., señalan que la principal ventaja de esta prueba integral es la disminución en la TPI. Sin embargo, Canini y cols., reportan resultados contradictorios entre las pruebas del primero y segundo trimestre, y sugieren además, que no informar a los padres de los resultados obtenidos en el primer trimestre puede tener consecuencias éticas al no ofrecer las ventajas de una posible terminación temprana del embarazo. Además, el tiempo entre las determinaciones es por lo menos de seis semanas, en las cuales la angustia de los padres aumenta.

Benn y cols., señalan que el cálculo del riesgo para ACF en el primer trimestre utilizando TN, PPAE–A y bien β–hCG o hCG, seguido por la realización de prueba cuádruple (AFP, E_3^{nc}, Inh–A y hCG–β o hCG total) en el segundo trimestre (sólo en aquellas pacientes en las cuales el cálculo del riesgo no orienta de manera definitiva en la toma de una decisión), puede alcanzar tasas de detección de hasta 91%, con falsos positivos de 2.1%. Los autores mencionan que con este esquema, más de 60% de los fetos afectados serán ya detectados en el primer trimestre, requiriendo del cálculo de riesgo en el segundo trimestre menos de 20% de las embarazadas.

¿Qué consideraciones debe tener en cuenta al asesorar una gestante con valores alterados de AFP?[25]

Debe tenerse en cuenta en el asesoramiento genético de aquellas gestantes con valores de AFP por encima de lo normal que las malformaciones fetales no son la única causa de esta variación, ni la principal de AFP elevada en suero materno y que esto implica la realización de un ultrasonido prenatal específico mediante el cual se determinaría si existe alguna alteración del desarrollo fetal.

En el caso de AFP elevadas no explicadas que es una de las causas más frecuentes de variación en los niveles de AFP, se llevará a cabo una vigilancia obstétrica estrecha, se seguirá por ultrasonidos evolutivos, siempre siendo muy cuidadosos en el manejo del asesoramiento.

Debe explicársele además que en muchos casos se debe a que la edad gestacional en la gestante al momento de la extracción de sangre para la prueba, calculada por fecha de la última menstruación, no se corresponde con la edad gestacional diagnosticada por ultrasonido, siendo en realidad mayor, por tanto ese valor de AFP puede ser normal para esa edad gestacional en cuestión. En estos casos se recalcula el valor de la AFP para la edad gestacional real.

Se debe informar a la gestante que existen otras causas de AFP elevada como amenaza de aborto, embarazo gemelar y otras (edad gestacional, peso materno, hábito de fumar) que fueron expuestas.

Como la AFP está dirigida fundamentalmente a detectar defectos abiertos como son los defectos del tubo neural (DTN) y de pared anterior, toda gestante con historia obstétrica de estos defectos, debe ser adecuadamente asesorada, se le explicará que generalmente este defecto es de etiología multifactorial con un riesgo de rrecurrencia que oscila entre 2 y 5 % para aquellas parejas que tienen un antecedente de este tipo y que se ha logrado disminuir considerablemente con el suplemento de ácido fólico pre-concepcional, no obstante toda paciente con este antecedente es tributaria de atención diferenciada por los servicios de Genética

Médica en su próximo embarazo.

Es bien conocido que muchas anormalidades fetales son encontradas en familias que no tienen antecedentes de defectos fetales al nacimiento, por lo que es comprensible que la evaluación prenatal de solo aquellas mujeres en alto riesgo de presentar este tipo de complicación, fallaría para identificar muchos embarazos afectados, y esto ha hecho que aquellas parejas, las cuales no tienen historia familiar de anormalidades genéticas, se les ofrezca la posibilidad de realizarse diversos exámenes prenatales para determinados desórdenes fetales, a pesar de que estos exámenes no ofrecen un diagnóstico por si solos, sino más bien, identifican gestantes con alto riesgo de tener fetos afectados genética y/o estructuralmente.[60]

Con frecuencia se ven resultados de mediciones de AFP en suero materno con valores anormales, siendo los valores elevados los que más aparecen. En esta situación, aún sin que se detecten anormalidades fetales en el examen ecográfico, varios estudios han mostrado que valores elevados de esta proteína en suero materno frecuentemente predicen pobres resultados perinatales, los cuales incluyen el bajo peso al nacer, oligoamnios, desprendimiento prematuro de la placenta, rotura prematura pretérmino de membranas y parto pretérmino y la muerte fetal, y se asume que estas elevaciones inexplicadas se deben a una disfunción y/o daño placentario, no existiendo en la actualidad un programa definido para el manejo de estos casos .[14, 61, 62,63]

El parto pretérmino (PP), continúa siendo la causa más común de morbimortalidad perinatal, tiene un gran impacto en los costos de atención de la salud y el bienestar general de la sociedad, con una incidencia entre 7 % y 12 % en Estados Unidos , y 9 % en 11 países latinoamericanos incluyendo Venezuela .[61]
En Estados Unidos las complicaciones del PP contribuyen con más del 70 % de las muertes fetales y neonatales cada año.
Los Partos Pretérmino constituyen un problema por las complicaciones neonatales graves que suelen ocurrir, las cuales son peores para el recién nacido más pequeño, con menor edad gestacional, e incluyen muerte, síndrome de dificultad respiratoria,

hemorragia intraventricular, septicemia y enterocolitis necrosante. A pesar de muchos años de investigación aún se desconoce su causa y prevención.[61]

Durante muchas décadas, el parámetro principal del diagnóstico del trabajo de parto pretérmino (TPP) era la demostración de cambios cérvico -uterinos por tacto vaginal, método que mostró no ser de mucha utilidad diagnóstica. Actualmente los investigadores han redescubierto al cuello uterino como predictor del PP con el uso de nuevas tecnologías, como la ultrasonografía, que constituye un recurso valioso predictivo.[61]

Un tema de interés y posible utilidad diagnóstica ha sido el papel de las citocinas en el TPP, y la corioamnionitis pues los productos de la infección pueden incluir una variedad de ellas.

Otro recurso diagnóstico es la cuantificación de fibronectina fetal en el moco vaginal, cuya presencia es sugerente de pérdida de la continuidad de la matriz tisular entre el corion y la cavidad decidual. [61]

Estudios recientes han estado dirigidos a evaluar los cambios en los niveles de la Alfafetoproteína (AFP), en el suero de embarazadas con riesgo de PP.

Son varios los estudios dirigidos a relacionar los niveles de AFP con la aparición de PP. En el año 1995 Meyer y col., realizaron un estudio donde relacionaron los niveles de estas sustancias proteicas con el PP, aprovechando el suero obtenido entre las 15 y 20 semanas para la detección de falla en el cierre del tubo neural.[61]

Simpson y col. en 1996 estudiaron los niveles de la AFP en el segundo y tercer trimestre, cuyos resultados mostraron una elevación significante de los niveles en muestra de mujeres con ruptura prematura de membranas, PP, y bajo peso al nacer.

Posteriormente, en años más recientes compartiendo la misma inquietud, se han realizado otros estudios, en donde los participantes en las investigaciones han coincidido en afirmar la relación encontrada entre los altos niveles de la AFP en el suero de embarazadas y PP.[61]

Ya para 1992, Davis y col., realizaron una evaluación de los niveles de AFP en suero materno en el segundo trimestre, para determinar si su elevación estaba asociada a bajo peso al nacer, o si era debido a prematuridad, y encontraron que este incremento estaba asociado a PP.

Para ese mismo año Williams y col., encontraron en su estudio un incremento de riesgo de PP en aquellas pacientes con elevación de AFP y sangrado genital temprano; asimismo Morsink y col., en 1995, obtuvieron el mismo resultado en su investigación con gonadotropina coriónica humana y AFP, donde los niveles elevados de estas sustancias están muy relacionadas con PP.[61]

En vista del gran problema que conlleva un nacimiento de pretérmino con todas sus implicaciones médicas y sociales, y las pocas investigaciones de este tipo en nuestro país, y en la búsqueda de un marcador ideal, predictor del PP, es propósito de este trabajo determinar los niveles de AFP y luego, relacionar estos valores con el momento en que se presente el parto pretérmino, y compararlos con los niveles obtenidos en las pacientes con parto a término, y así poder determinar si esta sustancia proteica puede ser usada como marcador predictor de PP, y de esta manera poder contar con una herramienta en el cuidado perinatal de las pacientes de riesgo, de utilidad en la predicción de esta patología, y de esta manera poder disminuir la morbimortalidad perinatal.[61]

Los valores elevados de esta proteína en el suero materno también se han relacionado con el bajo peso materno al inicio de la gestación.[10] En la actualidad se investiga el verdadero papel de la AFP en el embarazo, con el fin fundamental de demostrar su relación con el bajo peso al nacer .[64,65]

La asociación entre la elevación de AFP en suero materno (AFPSM) con el bajo peso al nacer fue descrita inicialmente por Brock y colaboradores, quienes propusieron que la determinación de la AFPSM pudiera ser un indicador precoz de bajo peso al nacer. En 1979, observó que el 10% de los fetos con menos de 2500g habían nacido del conjunto de embarazadas con valores elevados de AFPSM y en 1980 repitió la observación con iguales resultados, mientras que Burton y Dillard advirtieron por su parte, 15%. Un análisis realizado en Santiago de Cuba, en 1988, de 174 gestantes con la AFPSM elevada, 23 de ellas parieron niños con bajo peso al nacer, para 13.20%. En Pinar del Río, de 119 gestantes con AFPSM elevada, 12 tuvieron niños con menos de 2500g, para un 10.08%. [66]

En Trinidad es frecuente hallar valores elevados de la Alfafetoproteína, lo que nos ha llevado a realizar esta investigación con el objetivo de valorar la relación que existe entre esta proteína fetal, factores maternos y resultados perinatales adversos.

El objetivo principal de esta investigación fue correlacionar valores elevados de la Alfafetoproteína en suero materno con peso materno inicial y resultados perinatales en las gestantes del municipio de Trinidad en el período 2009 – 2011.

Capítulo 2

DESARROLLO.

Clasificación de la investigación

Se realizó un estudio de caso-control en el municipio de Trinidad, provincia Sancti Spiritus, con el objetivo de identificar si los valores elevados de la Alfafetoproteína estaban en relación con el peso materno al inicio del embarazo y los resultados perinatales, el cual abarcó el período desde el 1ro de enero de 2009 hasta el 31 de diciembre de 2011, incluidos ambos.

Población y Muestra.

El grupo de estudio la conformaron un total de 116 mujeres gestantes del municipio que en el periodo señalado tuvieron valores de 2,0 MoM o mayores en el examen de Alfafetoproteína y el grupo de control un total de 124 gestantes cuyos valores de Alfafetoproteína estuvieron entre 0,2 y 1,9 MoM. Los casos fueron seleccionados de los Libros de Registro de Alfafetoproteína del Centro Municipal de Genética Médica y para conformar el grupo de control se seleccionó la gestante siguiente a la que tuvo un valor elevado. Se excluyeron 26 gestantes: 10 embarazos múltiples, 12 terminación electiva del embarazo, 2 espontáneas y 2 por parto fuera de la provincia.

Técnicas y Procedimientos.

Recolección de los Datos.

Seleccionados los casos a estudiar se procedió a obtener la Historia Clínica Multidisciplinaria de las gestantes, de donde se extrajo el dato primario, el que fue vaciado en un instrumento de medición (Anexo 1) previamente confeccionado con las variables seleccionadas, las que se operacionalizaron como sigue:

Variable	Tipo	Definición Operacional	Escala	Medición

Peso Materno Inicial	Cuantitativa Continua	Peso en kilogramos	40-49; 50-59 60-69; ≥ 70	Número y Por cientos Se tomó el peso a la captación
Edad Gestacional al Parto	Cuantitativa Continua	Semanas y días gestacionales	≤ 36,6 37-41 ≥ 42	Número y Por cientos
Peso del recién Nacido	Cuantitativa Discreta	Peso obtenido en el salón de partos o cesareas en gramos	≤ 2499 2500-3999 ≥ 4000	Número y Por cientos
Anomalías detectadas en la ecografía	Cualitativa Nominal	Alteraciones estructurales fetales, volumen del líquido amniótico o muerte fetal	Óbito Fetal Aborto diferido Displasia esquelética Atresia esofágica Drenaje anómalo de grandes vasos Oligoamnios otras	Número y Por cientos

Procesamiento de los Datos.

Obtenido el dato primario de la forma descrita se confeccionó una base de datos para su procesamiento computarizado mediante el paquete estadístico Epidat 3.1 para Windows, obteniendo de esta forma resultados.

Análisis y Discusión de los resultados.

De Análisis y Síntesis.

Obtenidos los resultados, estos se agruparon en tablas estadísticas de contingencia para su análisis y discusión, lo que se efectuó basado en una amplia revisión de la literatura nacional e internacional sobre el tema y contrastando los resultados con los de otros autores que fueron consultados, lo que permitió arribar a conclusiones y ofrecer recomendaciones. Los resultados se expresaron en por cientos como medida de resumen y se utilizó el Odd Ratios (OR) para la valoración de riesgo y la prueba del X^2 para corroborar la independencia de las variables ($p < 0.05$).

Aspecto ético.

Para guardar el aspecto ético de la investigación se incluyó el principio de no brindar información sin previa autorización del Consejo Científico ni divulgar los resultados que se alcanzaron para fines ajenos a los científicos.

Criterios de inclusión.

Todas las gestantes con valores elevados de Alfafetoproteína atendidas en consulta de genética comunitaria del municipio de trinidad.

Criterios de Exclusión.

- ✓ Embarazo Múltiple
- ✓ Parto fuera de la provincia de Santi Spiritus
- ✓ Terminación Electiva o espontánea de la gestación antes de las 26 semanas.

Control semántico.

Alfafetoproteína (AFP): glucoproteína específica del plasma fetal que se mide en suero materno entre las 15 y 19 semanas de gestación para la detección de defectos del tubo neural fetal.

Parto pretérmino: parto que se produce después de las 20 y antes de las 37 semanas completas de gestación contadas estas a partir del primer día del último período menstrual o deducidas por la longitud cráneo caudal fetal mediante ecografía del primer trimestre de la gestación.

Bajo peso al nacer: recién nacido con más de 500 y menos de 2499 gramos al momento del nacimiento.

Capitulo 3

ANALISIS Y DISCUSION DE LOS RESULTADOS.

El total de gestantes estudiadas fue de 250 divididas en 116 casos en el grupo estudio (Alfafetoproteína elevada) y 124 en el grupo de control (Alfafetoproteína normal). La edad media para el grupo estudio fue de 25,5 años y de 22,0 para el de control.

En la Tabla 1 se muestra el resultado de la relación del peso materno al inicio de la gestación con los valores elevados de Alfafetoproteína. Puede ser apreciado que en el grupo estudio el mayor número de gestantes tenían pesos entre los 50 y 59 kilogramos (56 casos, 48.27%) y en el grupo de control también predominaron las embarazadas con este rango de peso (50 casos, 37.31%). La prueba de X^2 demostró significancia estadística entre las variables (p = 0,001) y el análisis de la probabilidad de un valor elevado de esta proteína respecto al peso de la gestante mostró que la mayor probabilidad para este resultado la tienen las gestantes que comienzan la gestación con pesos entre los 40 y 49 kilogramos (OR = 1.96; 0.59-4.42 LC 95%). Este resultado está en concordancia con lo planteado por otros autores, los que han señalado que los valores de la Alfafetoproteína disminuyen a medida que la gestante tiene un mayor peso corporal.[35, 63]

Tabla 1. Factores Maternos-fetales asociados a Valores Elevados de Alfafetoproteína.2009-2011

Peso Materno Inicial

Peso Inicial	Grupo Estudio		Grupo Control		Total	
	No	%	No	%	No	%
40-49(kg)	35	30.17	25	18.65	60	24.00
50-59(kg)	56	48.27	50	37.31	106	42.40
60-69(kg)	13	11.20	36	26.86	49	19.60
≥ 70 (kg)	12	10.34	23	17.16	35	14.00
Total	116	46.4	134	53.60	250	100

Fuente: encuesta del autor.

La edad gestacional a la que se produce el parto ha sido investigada en relación a los niveles de Alfafetoproteína en suero materno. Nuestros resultados muestran que la mayoría de las gestantes con valores elevados de esta proteína parieron entre las 37 y 41 semanas (100 casos, 96.20%), pero similar resultado se encontró para el grupo de control (129 casos, 91.60%), aunque puede apreciarse que en cuanto al nacimiento antes del término existió un predominio en los casos con valores elevados (6 casos, 5.17% vs 3 casos, 3.60% en el grupo de control), lo que muestra que los nacimientos pretérminos fueron el doble en el grupo estudio respecto al control (tabla :2). El análisis mediante la prueba de X^2 mostró una dependencia entre las variables (p = 0,01) y cuando se calculó la probabilidad de la ocurrencia de un parto pretérmino en las gestantes con valores elevados se encontró que estas tenían aumentado el riesgo en más de tres veces (OR = 3.60, 0.71-18.19 LC 95%). Otros autores consultados coinciden con este resultado.[14, 67, 68] Sin embargo, Yuan y cols. [65] en un meta análisis de 20 publicaciones sobre el tema no se encontró asociación entre niveles elevados de AFP y parto pretérmino cuando se analizó el comportamiento de la AFP de manera aislada.

Tabla 2. Factores Maternos-fetales asociados a Valores Elevados de Alfafetoproteína 2009-2011

Edad Gestacional al Parto.

Edad	Grupo Estudio		Grupo Control		Total	
Gestacional	No	%	No	%	No	%
≤ 36 sem.	6	5.17	3	2.23	9	3.60
37-41 sem.	100	96.20	129	94.02	229	91.60
≥42 sem.	10	8.62	2	8.95	12	4.80
Total	116	46.4	134	53.60	250	100

Fuente: encuesta del autor.

Se ha investigado mucho acerca del riesgo de tener un recién nacido bajo peso en relación con valores elevados de la Alfafetoproteína. En esta investigación, como se muestra en la Tabla 3, se encontró que la gran mayoría de los casos estudiados en ambos grupos tuvieron recién nacidos con pesos normales, por encima o igual a los 2500 gamos (100 casos, 86.20% grupo estudio y 117 casos, 87.31% en el de control). Sin embargo, hubo mayor cantidad de niños bajo peso al nacer en el grupo de gestantes con resultados elevados de la Alfafetoproteína (7 casos, 6.03% vs 12 casos, 4.80% en el grupo de control). Al aplicar la prueba del X^2 no se encontró dependencia entre las variables (p = 0,6) `pero la probabilidad de que una gestante con Alfafetoproteína elevada tenga un bajo peso al nacer es de más de una y media vez respecto a la que tiene valores normales del examen (OR = 1,65; 0.51-5.36 LC 95%).

Tabla 3. Factores Maternos-fetales asociados a Valores Elevados de Alfafetoproteína 2009-2011

Peso del Recién Nacido.

Peso del Recién Nacido (g)	Grupo Estudio		Grupo Control		Total	
	No	%	No	%	No	%
≤ 2499	7	6.03	5	3.73	12	4.80
2500-3999	100	86.20	117	87.31	217	96.90
≥ 4000	9	7.75	12	8.95	21	8.40
Total	116	46.4	134	53.60	250	100

Fuente: encuesta del autor

En Cuba, se han realizado varios estudios sobre la relación entre estas variables y el porcentaje de bajo peso al nacer ha oscilado entre el 10y 13%.[68] Moina y colaboradores en 2001, advirtieron que 6,2% de las gestantes con Alfafetoproteína elevada en suero materno parieron bajo peso al nacer. [22] Marín y cols, [69] en el año 2006, estudiaron la relación de los valores de AFP y el peso al nacer en un área de salud de Ciudad de La Habana y encontraron un valor predictivo positivo para la AFP de 24 % en la etapa 2000–2003. De sus datos se puede inferir un RR de 5,59 (CI 2,55 – 12,33) el cual también es superior a lo encontrado en este trabajo.

Queda demostrado que existe relación entre la elevación inexplicada de la Alfafeto proteína en suero materno y el bajo peso al nacer.

A todas las gestantes con resultado elevado en este examen se le realizó una ecografía, como está establecido en el Programa Nacional de Detección de Malformaciones Congénitas. De las 116 embarazadas con alfafetoproteína elevada solo en 15 de ellas se detectaron anomalías fetales, lo que representó el 12.93%. Las anomalías detectadas se muestran en la Tabla 4, pudiéndose ver que el Óbito Fetal fue el predominante (5 casos, 33.33%) siguiéndole el Aborto diferido y el Oligoamnios (3 casos cada uno para el 20%) Este resultado difiere del de otros autores consultados, ya que en nuestra casuística no se encontró ningún feto con Defectos del Tubo Neural, principal indicación para la realización de este examen. Diversos estudios han señalado que un programa de pesquisaje de Defectos del Tubo Neural basado en la determinación de AFP sérica materna, permite detectar aproximadamente el 80 % de las espinas bífidas abiertas y el 90 % de las anencefalias [70], posee además una sensibilidad del 90 % en el diagnóstico de Defectos Abiertos de la pared ventral anterior (gastrosquisis y onfaloceles) [63] Pero también se encuentra elevada en situaciones tan disímiles como el embarazo gemelar, amenaza de aborto, muerte fetal y otras, por lo cual un pesquisaje masivo de AFP en gestantes, facilita el diagnóstico de estos casos.[4]

Tabla 4. Factores Maternos-fetales asociados a Valores Elevados de Alfafetoproteína. 2009-2011.

Anomalías Fetales Detectadas por Ecografía.

Anomalía Detectada por Ecografía	No	%
Óbito Fetal	5	33.33

Aborto diferido	3	20.00
Displasia Esquelética	1	6.66
Drenaje Anómalo de Grandes Vasos	1	6.66
Oligoamnios	3	20.00
Infección por Citomegalovirus	1	6.66
Atresia esofágica	1	6.66
Total	15	100

Fuente: encuesta del autor

Por último, señalar que estos resultados .pueden constituir un motivo para que el médico de la familia y el obstetra hagan un seguimiento riguroso a aquellas gestantes con este antecedente al ser dadas de alta de la consulta de genética, por constituir, además de otros factores de riesgo que pudieran o no existir, un indicador de riesgo de bajo peso al nacer y/o parto pretérmino.

CONCLUSIONES.

- El peso materno inferior a los 50 kilogramos al iniciar la gestación y el parto pretérmino se relacionan a valores elevados de la Alfafetoproteína.
- A pesar de que no se encontró asociación entre valores elevados de esta proteína en suero materno y el bajo peso al nacer, las gestantes con este resultado tiene un mayor riesgo para este tipo de recién nacido.
- El Óbito Fetal fue el hallazgo más frecuente en las gestantes con elevación de la Alfafetoproteína en suero materno.

RECOMENDACIONES.

Las gestantes con valores elevados de Alfafetoproteína en suero materno sean seguidas en consulta especializada por el riesgo que comportan en cuanto al parto pretérmino y el bajo peso al nacer.

BIBLIOGRAFIA

1.- Nikolic JA. Synthesis, structure and function of alpha–fetoproteins and their importance in medicine. Glas Srp Akad Nauka [Med] 1992; 42: 57–73.

2.- Sebire NJ, Spencer K, Noble PL, Hughes K, Nicolaides KH. Maternal serum alpha–fetoprotein in fetal neural tube and abdominal wall defects at 10 to 14 weeks of gestation. Br J Obstet Gynaecol 1997; 104: 849–51.

3.- Goldberg I, Hod M, Katz I, Friedman S, Ovadia J. A case of hepatocellular carcinoma in pregnancy detected by routine screening of maternal alpha–fetoprotein. Acta Obstet Gynecol Scand 1991; 70(3): 241–2.

4.- Chandra S, Scott H, Dodds L, Watts C, Blight C, Van Den HM. Unexplained elevated maternal serum alpha–fetoprotein and/or human chorionic gonadotropin and the risk of adverse outcomes. Am J Obstet Gynecol 2003; 189: 775–81.

5. - Chodirker BN, Greenberg CR, Giddins NG, Dawson AJ, Evans JA, Chudley AE. Low MSAFP levels and Williams's syndrome. Am J Med Genet 1997; 72(4): 448–50.

6.-MINSAP. Programa de desarrollo 2000. Genética Clínica. Ciudad de La Habana : Editorial Ciencias Médicas; 1987.

7.-Solís, R.L., Fernández Yero, J.L., Robaina, R., Heredero, L.: 10 Years-Cuban Alpha-fetoprotein
Program. Neonatal Screening in the Nineties/Wilcken 369, 1991.

8. - A Milunsky, M. D. An Essensial Guide to your Hereditary and Health.1977

9.- Bonilla-Musoles,F.;M. Pérez Gil; R Correia Da Fonseca.; J.V.Ramírez.;J.M.Sanchez Peña.;F.Torres Gallach. Diagnóstico prenatal de las malformaciones fetales. Ecografía, fetoscopía y líquido amniótico. Ed. Científico-Técnica.España, 1977.

10.-Anfuso S, Soncini E, Bonelli P, Piantelli G., Gramellini D. Second-trimester maternal serum alpha-fetoprotein elevation and its association with adverse maternal/fetal outcome: ten years experience. Acta Biomed. 2007;78:214-219.

11.-Rodríguez. V.M. and cols. La genética médica en los servicios de salud de la comunidad. Centro de genética médica Sancti Spiritus.1993.

12.-Mizejewski G. Physiology of Alpha-Fetoprotein as a Biomarker for Perinatal Distress: Relevance to Adverse Pregnancy Outcome. Exp Biol Med. 2007;232:993-1004.

13.-Burton BK, Sowers SG, Nelson LH: Maternal serum -fetoprotein screening in North Carolina: Experience with more than twelve thousand pregnancies. Am J Obstet Gynecol . 2003.146:439.

14.-Williams Obstetrics, 22e Section IV. Labor and Delivery .Chapter 213 Prenatal Diagnosis and Fetal Therapy. 2006.

15. - Eric, J. And cols. The origin of AFP in first trimester, anembrionic pregnancies. 2005. .Am. J. Obstet. Gynecol.

16.-Rodríguez P.L. y cols. Cuantificación de AFP en líquido amniótico y en suero materno. Rev. Cub. Obstet. Ginec. vol 7.251-258, julio- septiembre, 1981.

17.-American College of Obstetricians and Gynecologists: First-trimester screening for fetal aneuploidy. Committee Opinion No. 296, July 2004

18.-Harmon JP, Hiett AK, Palmer CG, et al: Prenatal ultrasound detection of isolated neural tube defects: Is cytogenetic evaluation warranted? Obstet Gynecol. 2005. 86:595.

19.-Cuckle HS, Wald NJ, Lindenbaum RH: Maternal serum alpha-fetoprotein measurement: A screening test for Down syndrome. Lancet. 2004.1:926.

20.- Peter J. Chen, MD, Department of Obstetrics & Gynecology, Hospital of the University of Pennsylvania, Philadelphia, PA. Review provided by VeriMed Healthcare Network.2008

21.-Caughey AB, Washington AE, Gildengorin V, et al: Assessment of demand for prenatal diagnostic test using willingness to pay. Obstet Gynecol. 2004. 103:539.

22.-Moína MJ., Cárdenas M., Agramunt G., Venta R., Alvarez FV. Utilidad de la Alfafetoproteína sérica materna como parámetro de riesgo del embarazo. Progresos de Obstetricia y Ginecología. 2001; 44 (6): 252–2.

23.-Huerta-Enochian G . *et al* . The association of abnormal alpha-fetoprotein and adverse pregnancy outcome: does increased fetal surveillance affect pregnancy outcome? American Journal of Obstetrics & Gynecology. 2001; 184 (7): 1549–1555

24.-Oliva J: Temas de Obstetricia y Ginecología. 2003. La Habana.

25.-Rodríguez Vázquez M. Martín García D. Pairol Acosta I. Organización de los Servicios de Genética.Diplomado de Genética Médica .Centro de Genética Médica Sancti-Spiritus.2000

26.-Donoso B, Oyarzún E. congenital anomalies. *Medwave* 2012 Oct;12(9):e5537 doi:10.5867/medwave.2012.09.5537

27. - Centers for Disease Control and Prevention. Update on Overall Prevalence of Major Birth Defects - Atlanta, Georgia, 1978—2005. MMWR. 2008; 57(01):1-5.

28. - Centers for Disease Control and Prevention. QuickStats: Infant Mortality Rates for 10 Leading Causes of Infant Death - United States, 2005. MMWR. 2007; 56(42):1115.

29. - Centers for Disease Control and Prevention. Hospital Stays, Hospital Charges, and In-Hospital Deaths Among Infants with Selected Birth Defects - United States, 2003. MMWR 2007;56(02):25-29.

30.-Piloto M, Sanabria MI, Menéndez R. Diagnóstico prenatal y atención de las malformaciones congénitas y otras enfermedades genéticas. Rev Cubana Obstet Ginecol 2001;27(3):233-40.

31. - Smith G, Shah I, White I, Pell J, Crossley J, Dobbie R. Maternal and biochemical predictors of antepartum stillbirth among nulliparous women in relation to gestational age of fetal death. BJOG 2007; 114:705–714.

32. - Gagnon A. Obstetrical complications associated with abnormal maternal serum markers analytes. J Obstet Gynaecol Can. 2008;30(10):918-49.

33. - Wald NJ, Rudnicka AR, Bestwick JP. Sequential and contingent prenatal screening for Down syndrome. Prenat Diagn. 2006; 26:769–777.

34.-Morsink LP, Kornman LH, Beekhvis JR, De Wolf BT, Mantingh A. Abnormal levels for maternal serum human chronic gonadotropin and alpha – fetoprotein in the second trimester relation to fetal wheight and preterm delivery. Prenat Diagn 2005; 15 (11); 10411046.

35.-Lei U, Wohlfahrt J, Christens P, Westergaard T, Lambe M, Norgaard- Pedersen B, Melbye M. Reproductive factors and extreme levels of maternal serum alpha-fetoprotein: a population-based study. Acta Obstet Gynecol Scand. 2004;83:1147-51.

36.- Álvarez Sintes. Temas de Medicina General Integral. Vol 2. 3ra. ed. La Habana: Editorial Ciencias Médicas; 2001.

37.- Medline plus. Disponible en: http //www.nlm.nlh.gov/article/malformaciones congénitas.htm

38.- Bajo y Olaizola, Ecografia Obstetrica. 1994. Masson

39.-Salas Chavez P. y cols. Utilidad de la alfa-fetoproteína en el diagnóstico prenatal de defectos del tubo neural y anomalías cromosómicas. Rev Biomed 2003; 14:5-10.

40.-Oliva Rodríguez José A. Ultrasonografia diagnostica fetal, obstétrica y ginecologica La Habana: Editorial Ciencias Médicas; 2010.

41.-Dyce Gordon y cols. Valor de la cuantificación de la alfafetoproteína sérica en embarazos gemelares.Camaguey.2008 .dgelisa@finlay.cmw.sld.cu

42.-Bateman BG., Felder R. Kolp LA. et al. Subclinical pregnancy loss in clomiphene citrated woman.Fertil Steril 1992; 57:25-27.

43.- Castracane D. Endocrinologdel trabajo de parto pretérmino. Clin.Obst Ginecol. 2000; 4: 667-675.

44.- Koster EL, Dashe JS, Mclntire DD, Ramus RM. Association of maternal serum α-fetoprotein with persistent placenta previa. J Mat Fet Med. 2004; 16: 3-7.

45.-Llanio Navarro R. y cols. Síndromes. La Habana: Editorial Ciencias Médicas.2002

46.-Rodríguez P. L.; B. Heredero, R. J. Oliva, and G. O. Zaldí-var. Prenatal diagnosis of neural tube defects by measurement, of serum AFP in Habana city. Prenatal Diagnosis, vol.7, 657- 661, 1987.

47. - Palomaki G. E. y cols. Cigarette smoking and levels of maternal serum AFP, unconjugated estriol, and HCG: Impact on Down syndrome sreening.

48.-Joseph, R.L. and cols. Relative reduced values of plasma AFP at early second trimester of pregnancies with hypertensive disorders. Am. J.Perinatol.vol 9. No 5/6. Sept/Nov 1992.

49.-Tatarinov, Y.S.: Presence of embryonal alpha-globuline in the serum of patients with primary hepato-cellular carcinoma. Vopr Med Khim 10:90-91, 1964.

50.-Abelev, G.I. et al.: Embryonal serum alpha-globulin in cancer patients. Diagnostic Value. Int J Cancer 2:551-558, 1967.

51.-O'Connor, G. et al.: A collaboratory study for the evaluation of a serologic test for primary liver cancer. Cancer 25:1091-1098, 1970.

52.-Spragins, J., Hall, W.H., White, H.J.: Fetoprotein from esophageal squamous cell carcinoma.Ann Inter Med 77:322- 323, 1972

53.-Kelsten, M.L. et al.: Monitoring hepatocellular carcinoma by using a Monoclonal

10 Immunoenzymometric Assay for Alpha-fetoprotein. Clin Chem 34:76-81, 1988.

54. - Miller. C. E.;Elevated Maternal Serum AFP and normal ultrasound: What nex?. Seminars in ultrsound,CT, and MRI,Vol 14, No 1 (February), 1993.p.31-39.

55.- Hernández de Rojas L.H y cols. Niveles bajos de alfafetoproteína en suero materno como indicador de riesgo perinatal. Rev Cubana Obstet Ginecol v.23 n.2 Ciudad de la Habana jul.-dic. 1997

56.- Fuhrmann W. and cols. First-trimester AFP screening for Down syndrome. Short communication. Prenatal Diagnosis.vol. 13, 215- 218, 1993.

57.- Nicolaides KH. Screening for fetal chromosomal abnormalities: need to change the rules. Ultrasound Obstet Gynecol 1994; 4: 353–4.

58.- Merkatz IR, Nitowsky HM, Macri JN, Johnson WE. An association between low maternal serum alpha–fetoprotein and fetal chromosomal abnormalities. Am J Obstet Gynecol 1984; 148: 886–94.

59.- Donatella Gerulewicz–Vannini, Edgar Hernández–Andrade. Pruebas bioquímicas en sangre materna para la identificación de fetos con riesgo de defectos cromosómicos y complicaciones asociadas al embarazo. Perinatol. Reprod. Hum.vol.19 no.2 México Apr./June 2005.

60.- Hernández de Rojas L.H y cols. Niveles bajos de alfafetoproteína en suero materno como indicador de riesgo perinatal. Rev Cubana Obstet Ginecol v.23 n.2 Ciudad de la Habana jul.-dic. 1997

61.-Salazar de Dugarte y cols. Capacidad de la alfafetoproteina en suero materno como marcador predictivo de parto pretérmino. Rev.Obstet Ginecol Venez.2009;69(4):219-225

62. - Williams Obstetrics, 22e. Section III. Antepartum .Chapter 12. Genetics .2006 The McGraw-Hill Companies.

63.-Crandall BF, Matsumoto M: Routine amniotic fluid -fetoprotein measurement in 34,000 pregnancies. Am J Obstet Gynecol. 2004. 149:744.

64. - Dugoff L. Quad screen as a predictor of adverse pregnancy outcome. Obstet Gynecol. 2005; 106 : 260-267.

65.-Yuan W, Chen L, Bernal AL.: Is elevated maternal serum alpha-fetoprotein in the second trimester of pregnancy associated with increased preterm birth risk? A systematic review and meta- analysis. Eur J Obstet Gynecol Reprod Biol. 2009; 145(1):57-64.

66.- Marín Díaz y cols. Alfafetoproteína en suero materno elevada: relación con el bajo peso al nacer. Estudio comparativo. Rev Habanera de ciencias médicas. 2006. vol 5 (4)

67. - Smith GC. Pregnancy-Associated Plasma Protein A and Alpha-fetoprotein and Prediction of Adverse Perinatal Outcome. Obstetrics & Gynecology. 2006; 107:161-6

68.- Martínez Núñez ML. Factores asociados al bajo peso en recién nacidos de madres con antecedentes de Alfafeto proteína elevada en suero materno. Trabajo para optar por el título de Especialista Primer Grado Genética Clínica. Granma. 1990.

69.- Marín Díaz ME, Alvarez Anglade JO. Alfafetoproteina en suero materno elevada. Relacion con el bajo peso al nacer. Estudio comparativo. Rev Hab Cien Med. 2006; 5(4).

70. - Report of U.K. Collaborative Study on Alpha-fetoprotein in relation to Neural Tube Defects: Maternal serum Alpha fetoprotein measurement in antenatal diagnosis screening for anencephaly and spina bifida in early pregnancy. Lancet. 2004 (6):1723-1732.

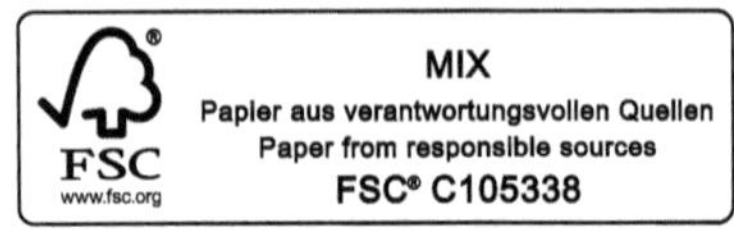

Printed by Books on Demand GmbH, Norderstedt / Germany